DISSERTATION

SUR LA LIVRE

DE MEDECINE

DE PARIS.

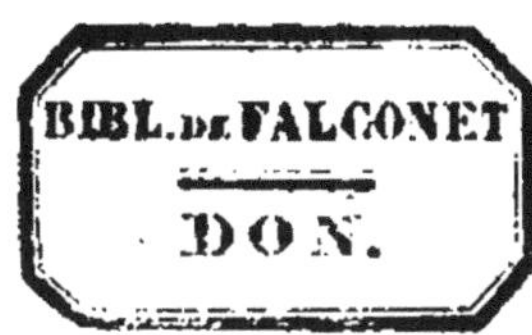

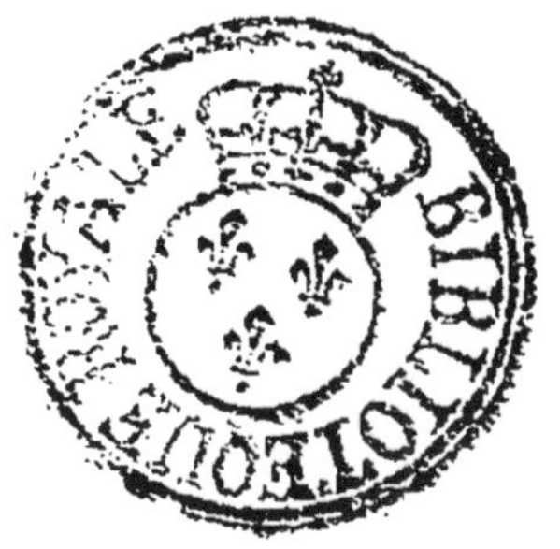

A MONSIEUR
MONSIEUR
D'ARGENSON,
CONSEILLER DU ROY
en tous ses Conseils, Maistre des Requestes ordinaires de son Hôtel, & Lieutenant General de Police.

ONSIEUR,

La Magistrature dont vous êtes revêtu, est un des emplois

A ij

*les plus neceſſaires à un Etat :
il conſiſte à tenir les peuples
dans le devoir, & chaque
condition dans ſes bornes, à
reprimer les libertins, à occu-
per les faineans & les vaga-
bonds & à punir les criminels :
c'eſt de quoy vous vous acqui-
tez,* MONSIEUR, *avec
autant de gloire pour vous,
que d'avantage pour la Capi-
tale du premier Royaume du
monde. Il y avoit à Rome* Præfectus annonæ, Triumviri
nocturni, Præfectus vigi-
lum, Curatores Alvei, Ti-
beris & Cloacarum, Trium-
viri valetudinis, Trium-

viri menſarii, Triumviri legendi Senatûs, Triumviri conquirendis juvenibus, perſonnes deſtinées pour élever la jeuneſſe pour la milice. Vous faites, MONSIEUR, & vous faites même avec facilité tout ce qu'un grand nombre de Magiſtrats Romains ne faiſoient qu'avec peine. Je n'aurois garde, MONSIEUR, de vous interrompre dans ces importantes occupations en vous preſentant ce petit Ouvrage, s'il ne regardoit directement vôtre miniſtere : c'eſt pourquoy nous recourons à vôtre Tribunal, quand nous trouvons des malverſa-

EPISTRE.

tions dans les visites des poids
que nous faisons deux fois l'année. C'est un nouveau Systeme
que je propose icy, mais qui est
fondé sur les observations les
plus exactes de la Pharmacie :
il sera heureux s'il peut avoir
l'honneur de vôtre protection,
& je vous la demande,
MONSIEUR, avec tout le
respect & la soûmission que je
dois étant,

MONSIEUR,

Vôtre tres-humble & tres-
obéïssant serviteur,
PENICHER.

DISSERTATION
SUR LA LIVRE
DE MEDECINE DE PARIS.

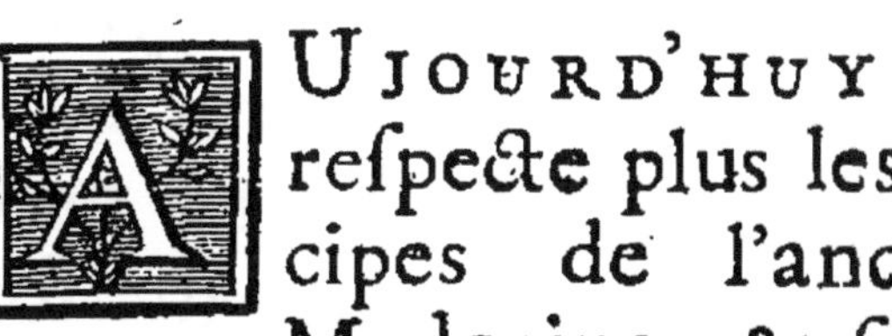

UJOURD'HUY on ne
refpecte plus les prin-
cipes de l'ancienne
Medecine, & fur des
fuppofitions de nouvelles ex-
periences, on refute tout ce
que la fçavante Antiquité a
inventé. J'ay crû que je pou-
vois auffi propofer ce nouveau Syfteme fur les poids &
mefures que la Medecine Therapeutique employe dans l'u-

A iiij

fage de ce que la divine Providence a créé pour l'homme.

Pour éclaircir la difficulté , il faut diftinguer trois fortes de Livres. Je ne prétens pas dans cette Differtation, que je feray la plus courte que je pouray , examiner quels noms les Juifs, les Arabes, les Grecs & les Latins ont donné aux poids & aux mefures, tels que font Siliqua , Kirat , Æreolus, Aureus, Hemina, Myftrum, Congius & autres. Je ne parle icy que de la Livre compofée d'onces , & l'once compofée de dragmes, de la dragme compofée de Scrupules , & du fcrupule compofé de grains. Pluft à Dieu que les differentes manieres de peſer & de meſurer dans toutes les Provinces de France, & qui ont fait ſouhaiter à pluſieurs de nos Roys un Reglement general, euſſent eſté corrigées, afin qu'il n'y euſt qu'un poids & une meſure dans le Royaume. Charlemagne, Philippe le Long, Louis XI. François I. Henry II. Charles IX. & Henry III. ont fait en vain pluſieurs Ordonnances ſur ce ſujet.

L'Empereur Adrien ſelon le rapport d'Ulpien, fit un Decret, par lequel il condamna ceux qui vendoient à fauſſes meſures, aux mêmes peines que les faux témoins, ou ceux qui falſifioient les Teſtamens : c'eſt pourquoy on gar-

doit à Rome les poids & les
mesures comme une chose sa-
crée,& dans le Palais de Dago-
bert, on conservoit un poids,
sur lequel on pesoit l'or & l'ar-
gent. Depuis la creation de la
Cour des Monnoyes qui fut en
l'an 1358. ce poids-luy a été mis
en depost pendant le regne du
Roy, il sert de poids original
& d'Etalon de tous les autres
poids, dont on use dans le
Royaume : il est gardé sous
trois clefs & trois serrures,
Monsieur le Premier Presi-
dent de ladite Cour en a une,
le Conseiller Commissaire au
Comptoir, c'est à dire, à l'in-
struction & au jugement du
procés verbal que l'on fait
pour verifier & confronter le
Marc,en a une autre:& le Gref-

fier en chef garde la troisiéme. C'eſt ſur ce Marc que les
Apoticaires, conjointement a-
vec les Epiciers, font leur vi-
ſite dans cette ville deux fois
l'année chez tous les Artiſans
qui ſe ſervent de poids : c'eſt
pourquoy ils ont pour deviſe
Lances & pondera ſervant, ſur
leur écuſſon, qui eſt une Balance & deux Navires, qui meritent leur explication, ainſi que
ce qui ſe pratique dans l'uſage
du poids le Roy. Cet Etalon ou
ce Marc, eſt un poids dont la
pile toute unie ſans aucune façon eſt gardé dans une boëte,
qui eſt compoſé de quatorze
pieces. La premiere qui eſt la
boëte peſée avec l'une des autres piles & dont on ſe ſert le
plus ſouvent, pour ne pas uſer

l'original , s'eſt trouvée peſer vingt Marcs , & toutes les diminutions enfermées en icelle, trente Marcs , dont le dernier poids eſt un gros. Voyez Monſieur Conſtant ſur ce ſujet.

C'eſt ſur ce Marc que l'Empereur Charles - Quint pour conformer ſon poids de Marc dans l'étenduë de ſon Empire , envoya Thomas Gramaye , l'un de ſes Conſeillers l'an 1529. en France & ſur trois Marcs furent empreintes les armes de France d'un côté, & de l'autre celles de l'Empereur.

Avant que de toucher cette matiere par raport à la Medecine , il eſt bon de rechercher l'origine des poids & des meſures. Pline liv. 7. chap. 56. & Polidore Vergile,

l. 1. chap. 19. disent que les poids & les mesures ont été inventées par Philon Argivus, ou par Palamedes selon Gellius, ou du temps de Jeroboam, qui regnoit en Israël vers l'an du monde 3200. mais ils se sont trompez, parce que Moyse qui vivoit vers l'an du monde 2400. c'est à dire, quelques siecles auparavant, à la fin du chap. 19. du Levitique, donne une loy au peuple de de Dieu en ces termes : *Nolite facere iniquum aliquid in judicio, in regula, in pondere, in mensura & statera; justa & aqualia sint pondera, justus modius, aquusque sextarius;* ce qu'il confirme dans le ch. 25. du Deuteronome, *non habebis in saccu-*

lo diversa pondera, majus & mi-
nus, nec erit in domo tua modius
major & minor : pondus habebis
justum & verum, & modius æ-
qualis & verus erit tibi.

Ainsi on ne doit point être surpris si les Saints Peres, & sur tout S. Thomas à la quest. 77. art. 2. de la seconde seconde, dit, que dans le negoce on peut tromper en trois manieres. 1°. Par l'espece, quand on vend du faux avec du vray. 2°. Par la quantité, quand on vend à faux poids ou à fausse mesure ; & enfin par la qualité, quand on vend une méchante marchandise pour bonne. C'est ce qui a obligé l'Empereur Adrien de faire des Reglemens que Constantin le Grand a suivis, qui sont rap-

portez dans le Code de Theo-
dofe. Ils contiennent trois cir-
conftances; la premiere, qu'il
y ait à la balance un cordon
attaché au bout de la boule : la
feconde que deux doigts feuls
tiennent l'extrémité de cette
boule : & la troifiéme, que les
autres trois doigts foient fi bien
difpofez, qu'ils ne donnent ou
n'infinuent pas une pente plû-
toft à un baffin qu'à l'autre,
en forte que ce foit le contre-
poids qui détermine la pefan-
teur de la marchandife. C'eft
de cette maniere que l'on doit
ménager la balance ou le tre-
buchet : car pour le pefon ou
la Romaine qui eft une efpe-
ce de balance, dans nos vifi-
tes, nous avons toûjours def-
approuvé cette façon de pe-

fer, n'y trouvant pas toute la fidelité ny l'exactitude necef-faire. Enfin nous trouvons dans les Capitulaires de Charlemagne, rapportez par Monfieur le Blanc, que cet Empereur l'an 789. fit une Ordonnance à Aix la Chapelle en ces termes. *Ut æquales menfuras & rectas, & pondera jufta & æqualia omnes habeant, five in civitatibus, five in monafteriis, five ad dandum invicem, five ad recipiendum, ficut in lege Domini habemus.* Et à la feconde augmentation defdits Capitulaires : *hoc tamen omnibus modis optamus & admonemus, ut faltem nullus duplices menfuras in fua dominatione aut habeat aut haberi permittat : quoniam hae occafione multos pauperes affligi in plerifque locis cognovimus.* Aprés

Aprés cette digreſſion neceſſaire, on doit convenir qu'il
y a trois fortes de Livres à
Paris: la premiere eſt la Livre civile ou celle de Marchand, qui contient ſeize onces, qui eſt differente de celle de Lyon, de Roüen, de
Marſeille & des autres Villes
de France, qui eſt cette re-
duction ſi ſouhaitée: la ſecon-
de eſt la Livre des Orfevres,
qu'on appelle Nummularia,
qui eſt de huit onces, que l'on
nomme Marc, lequel mot vient
du mot latin *Merx*, parce qu'il
eſt en uſage chez les Marchands, ou du mot Allemand
Marᴋ: cette Livre eſt la moi-
tié de la nôtre, elle eſt divi-
ſée par deniers & par Karats;
ce qui ne nous regarde point.

B

La troisiéme , qui fait le fujet de cette Differtation eft la Livre de Medecine, qui fe partage en douze onces , fur laquelle Galien étant à Rome Medecin de l'Empereur Marc Antonin a compofé toutes fes receptes.

Le Docte Fernel dans le fixiéme Chapitre du quatriéme Livre de fa Therapeutique, dit que dans la vie civile, le prix de chaque chofe fe fait ou par le nombre, ou par le poids, ou par la mefure. La maniere de compter eft la même parmi toutes les Nations: c'eft par elle que nous comptons les fruits que nous employons dans nos décoctions: mais la maniere de pefer & de mefurer n'eft pas , dit-il, par tout la même : le poids nous sert à peser les choses seches, & la mesure est pour les choses humides ou les liqueurs, comme les huiles, le vin & l'eau : *atque his liquida, illis sicca expendere solet, quia in pondere gravitas, mensurâ rerum moles dignoscitur*, ainsi que nous enseignent les Pharmacopées de Crunenburg & d'Ausbourg. C'est pourquoy on doit toûjours être certain que la pinte de Paris & non de S. Denys (qui est environ un tiers plus grande) est *bilibris* contenant deux Livres, c'est à dire, trente deux onces, la chopine est de seize onces, & par diminution les autres petites mesures. Quant au poids, parce qu'il eſt neceſſaire qu'en ce qui appartient à la Medecine, il y ait des Loix qui ſoient communes, certaines & inviolables à tout le monde , on doit avoir un conſentement unanime de tous ceux qui l'exercent.

Pour cet effet, il faut premierement établir que le poids le plus petit & le plus menu, eſt le grain, qui étant repeté un certain nombre de fois , forme le reſte des autres poids : il eſt comme l'unité , qui par ſa multiplication forme les nombres. On ſubdiviſe encore ce grain , ainſi que nous le voyons au *laudanum* , dans les opiats que les Medecins ordonnent , lequel tout petit qu'il eſt , peut produire des effets tres-dangereux, *in Medicina bis peccare non licet.* Le grain donc devant être comme la regle & le fondement de tous les autres poids, il faut qu'il ne soit ny d'orge ny de froment ny d'aucun autre legume, mais de letton ; parce qu'il n'y a aucune de ces semences dont le poids soit égal à cause de la difference de la nourriture & du terroir, comme le remarque Saladin. Ainsi la plus petite de toutes les monnoyes dont les Orfevres se servent pour peser les pierres precieuses est appellé grain, en latin *minutum pondus atticum, numerarium, momentum & en Grec* ὀιτδειον *quasi granum frumenti.* Ce grain est constament le même parmi tous les peuples ;

c'eſt donc par luy que l'on commence à compoſer les autres poids, comme je viens de le remarquer.

Pour compter avec les Marchands, douze grains compoſent un obole, deux oboles un ſcrupule de vingt-quatre grains, les trois ſcrupules une dragme, huit dragmes l'once, & ſeize onces la Livre, & tous les autres poids qui en ſont compoſez à proportion : *Libra non eſt numerus, ſed collectio numerorum.*

Pour compoſer les medicamens ſelon le prétendu uſage de la Medecine, la Livre eſt de douze onces avec cette notable diſtinction : car le ſcrupule eſt de vingt grains ſelon la plûpàrt des Auteurs qui ont compoſé des Pharma-

copées : & de 24. felon plu-
fieurs autres : la dragme felon
ceux-cy eft de foixante & douze grains , & felon les pre-
miers , elle n'eft que de foixante grains. L'autorité de
tous les Auteurs que nous al-
lons nommer & la varieté de
leurs fentimens , meritent une
ferieufe reflexion, & ferviront
de préjugé pour ce que j'ay à
dire fur ce fujet. Nicolaus a
exprimé fon fentiment par
ces vers.

Collige triticeis Medicinæ pondera
   granis ;
Grana quatuor quinque fcrupuli pro
   pondere fume ,
In drachma fcrupulus ter furgit mul-
   tiplicatus ,
Conftat fex folidis , vel ter tribus
   uncia drachmis
Uncia pars libræ duodena : quis
   ambigit inde? &c.

Auteurs qùi mettent vingt grains au fcrupule.

Nicolaus.

Platearius.

Apuleius.

Saladinus.

Præpofitus.

Morellus.

Renodæus.

Servitor.

Alchindus.

Weckerus.

Parifienfis Pharmacopæa.

Londinenfis.

Lugdunenfis.

Lugdunensis.

Bruxellensis.

Augustana.

Coloniensis.

Amstelredamensis.

Antuerpiensis.

Gandavensis.

Tolosana,   & autres.

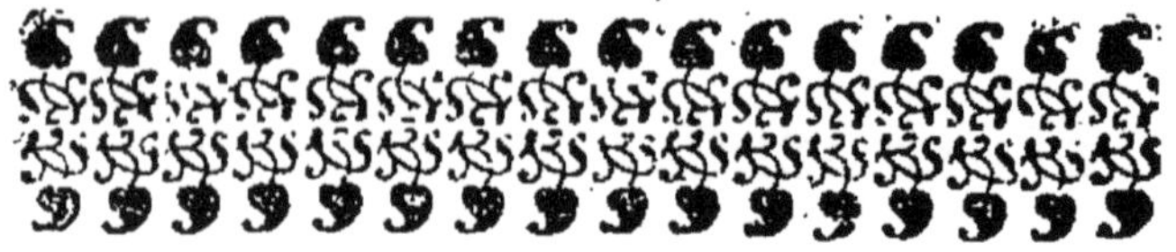

C'est pour cette raison qu'on a
inventé cette espece de
Marc, dont

LA demi-dragme pese 30. grains.

La dragme 60. grains.

Les deux dragmes 120. grains, qui font une dragme 48. grains.

L'once pese sept dragmes moins 20. grains.

Deux onces pesent treize dragmes & 24. grains.

Huit onces pesent six on-ces cinq dragmes & 24. grains.

La livre, qui est de douze

onces pefe dix onces, qui font deux onces moins que le poids de douze onces, du poids de Marchand, tellement que cette Livre contient 6 4 8 0. grains, qui eſt moins de 432. grains du poids ordinaire.

*Auteurs qui mettent vingt-
quatre grains au scrupule.*

Galenus.

Romani.

Veneti.

Placotomus.

Mesuë.

Cordus.

Braſſavolus.

Dioſcorides.

Mathiolus.

Sennertus.

Conenburgius.

Agricola.

Lucas Petus.

Edwardus Broreword.

Bauderon.

Charas.

Verni, & autres.

Je ne vois pas qu'il soit aisé de se déterminer sur ces deux diverses opinions, à moins que d'en supposer une troisiéme qui est celle de seize onces pour la Livre de Medecine, que Georgius Agricola appelle *Mina*, elle paroît plus conforme à la raison & à l'usage ; je conjecture que Fernel n'en est pas éloigné, il vaudra mieux dit-il au sixiéme Chapitre de sa Therapeutique , se servir du grain des Monnoyeurs que des autres poids qui en font formez ; afin que les Medecins & les Apoticaires, ayent une regle certaine & conftante pour tout ce qu'ils negocient. C'eft pourquoy l'obole pefe douze grains, le fcrupule fera de vingt-quatre grains, la dragme de foixante & douze grains, & le refte à proportion. C'eft ainfi qu'on mettoit vingt - quatre grains au fcrupule, ce qui eft prouvé par le mot *gramma*, dont les Grecs fe fervoient pour fignifier fcrupule. Ils l'appelloient de la forte, parce que le fcrupule, en Latin *fcrupulus fcriptulum*, qui en Grec fignifie Alphabet, eft compofé d'autant de grains qu'il y a de lettres dans l'Alphabet Grec , ou qu'il y a d'heures dans le jour; ce qui est prouvé par le Poëte Fannius, qui vivoit du temps des Empereurs Claude & Neron. Ses vers sont opposez à ceux que j'ay rapporté de Nicolas.

> *Uncia fit drachmis bis quatuor, unde putandum*
> *Grammata dicta : quod hæc viginti quatuor in se*
> *Uncia habet; tot enim formis vox Græca notatur*
> *Horis quot mundus peragit noctemque diemque.*

Voilà ce qui regarde les grains qui composent le scrupule & la dragme. Par la même raison Apulée veut que la Livre ait autant d'onces qu'il y a de mois dans l'an-

née , ce qui eſt conforme à
cet autre vers de Fannius.

*Unciaque in libra pars eſt , quæ
menſis in anno.*

La Livre eſt appellée *libra,*
comme qui diroit *libera , quod
cuncta pondera prædicta conclu-
dens in ſe , perficitur , diciturque
perfectum opus.* Elle n'eſt pas
icy conſiderée comme mon-
noye , mais comme la meſure
d'un corps que l'on peſe : cette meſure dans la ſuite des
temps a été falſifiée, ſelon Fernel, ou par l'avarice des Marchands, qui achetoient au plus
gros poids qu'ils pouvoient ,
& qui vendoient au plus petit, ou par la déference que
les Medecins de ce temps-là
ont euë pour Galien, qui ayant

fait deux voyages à Rome, en avoit pris & fuivi les coûtumes : difons mieux, ce fut Nicolas de Florence qui vers la fin du troifiéme fiecle, au rapport d'Agricola & de Meffarius, *infcitiâ ductus, vel gloria cupidus primus author extiftit*, a voulu fe diftinguer & établir fa reputation, aprés quoy il a été fuivi par les Auteurs cy-devant nommez.

Ce font les mêmes motifs qui ont porté Fernel à dire qu'on devoit fe fervir des grains pour en faire le fcrupule & la dragme, afin de rendre les poids égaux dans le commerce, & qu'ils fuffent moins fujets à l'erreur & à la tromperie ; c'eft pour cette raifon que les Apoticaires de

Paris étant du rang des six corps des Marchands achetent & vendent sur ce poids. Qu'elle équivoque ou qu'elle fourberie ne feroient-ils pas, si dans leur debit, ils vendoient soixante grains de Senné pour soixante & douze, & douze onces d'emplastre pour une livre? ce seroit contre l'intention du public, qui ne connoît point d'autre Marc que celuy qui est en usage par toute la Ville, & sur lequel la Chymie regle toutes ses operations. On peut ajoûter à tout ce qui est dit cy-dessus, l'autorité du sçavant Allemand A. Mynsicht qui dit dans la Ses. 3. à la confection de Citron, *intelligé autem libras civiles non medicas: quod in omnibus composi-*

tionibus per totum librum observan-
dum, & hic semel dixisse sufficiat,
ce qui n'a pas été observé par
le Pharmacien universel.

Concluons donc que la
Livre de Medecine de Paris
ne doit point être differente
de celle dont on se sert dans
le commerce en cette Ville.
Pour en être plus convaincu,
il faut considerer les remedes
ou par leur forme ou par leur
vertu : par l'une & par l'autre, ils sont également finis
& proportionnez : on le peut
connoître dans les Huiles ,
dans le Baumes , dans les
onguens, dans les emplastres
& dans les cataplasmes que
les Chirurgiens font faire :
on peut voir la même chose
dans les poudres aromati-

ques , dans les pilules & dans les Trochifques, qui font dofez par fcrupules , par dragmes & onces , & non point par Livres : les tablettes ont le fucre limité : le triple de miel eft neceffaire pour lier & incorporer les poudres des Opiats , & fur tout de la Theriaque, cette noble & illuftre compofition : l'Apoticaire eft le maiftre de la liqueur , des decoctions des fyrops , fans parler du Syrop Violat & des fyrops acides , dont le fuc & le fucre font employez felon la Livre ordinaire des Marchands : au Catholicum double de Rheubarbe il luy faut la même Livre, autrement il n'auroit pas de corps ou de confiftance louable : en

ſpecifiant les onces du ſu-
cre au Lenitif fin & la Scam-
monée au Diaprunum., vous
évitez l'équivoque: enfin il ne
nous reſte à examiner que
quelques compoſitions , qui
ſont en petit nombre, ou peu
uſitées à Paris, dont la forme
eſt toûjours la même , quand
c'eſt un ſçavant Artiſte qui en
fait la mixtion, dans leſquel-
les occaſions Bauderon &
Verni ont été tres-ſouvent
obligez de recourir à la Livre de ſeize onces : comme il
paroît dans les corrections &
obſervations qu'ils ont faites.

Aprés ces reflexions, je ſuis
ſurpris que nos ſçavans Chy-
miſtes , dans leurs operations
ne s'accordent point avec celles qui ſont Galeniques, dans

l'uſage des poids, vû que c'eſt la même profeſſion : ils devoient ce me ſemble ſe rendre conformes a la Pharmacopée de Paris, en obſervant le ſcrupule de vingt grains, ou demander un nouveau réglement en cette occaſion ; on pourra dire d'eux, avec les Medècins d'Anvers, *Malentes cum aliis ſapienter errare, quàm capitoſè videri ſoli ſapere*, les Medecins de Toulouſe ne s'accordent pas mieux, diſant que leurs Maîtres Apoticaires ſe ſervent du poids de table ; c'eſt pourquoy leurs onces ſont bien de huit dragmes, mais leurs dragmes ne ſont que de ſoixante grains, & par conſequent le ſcrupule n'eſt que de 20. grains, & non

de 24. grains; remarquez que
chez eux le poids de table eſt
de ſeize onces.

Ainſi nos anciens Docteurs
de cette Ville à qui je dois de-
ference, ne ſeroient pas tom-
bez dans cet inconvenient à
l'égard de l'une & de l'autre
Pharmacie, ſi en compoſant
leur Codex ou Pharmacopée,
ils avoient fait reflexion à la
coûtume des lieux où ils faiſoient la Medecine, ou ils auroient fait faire un Marc pa-
reil à celuy que je garde depuis pluſieurs années, dont la
dragme eſt de 60. grains &
le reſte à proportion auquel
ils auroient obligé les Apoticaires; ce qui n'ayant pas
été executé en ce temps-là ,
j'eſtime que conformement

à ce qui se pratique , & au
Decret qui a été fait à l'oc-
casion de mes Collections
Pharmaceutiques , appuyées
des approbations ordinaires,
la Livre de Medecine & la
Livre civile doivent être do-
resnavant qu'un seul & même poids de seize onces, pour
être exactement observé par
Messieurs les Medecins dans
leurs Ordonnances , dans nôtre travail ainsi que dans nôtre commerce.

Bonum ex integra causa, malum
ex minimo defectu.

Permis d'Imprimer. Fait ce 20. Aoust. 1704.
M. R. DEVOYER D'ARGENSON.

De l'Imprimerie de Jacques Josse 1704.

www.ingramcontent.com/pod-product-compliance
Ingram Content Group UK Ltd.
Pitfield, Milton Keynes, MK11 3LW, UK
UKHW021149140726
13695UKWH00005B/2030